AF582287

Extrait de la *Revue médicale de la Suisse Romande*
XXVIIIme Année. — N° 12. 20 Décembre 1908.

La scopolamine-morphine.
Application des résultats expérimentaux à la clinique.

Par A. Mayor
Professeur de thérapeutique à l'Université de Genève.

Depuis huit ans que, présentée par Schneiderlin [1], la méthode d'anesthésie générale par la scopolamine-morphine a fait son apparition, l'enthousiasme premier a eu le temps de s'atténuer fortement. L'on estimera sans doute superflu que je vienne exposer les résultats d'expériences qui apparaîtront purement confirmatives de ce que semble avoir établi la clinique. Mais, d'une part, si l'on a renoncé un peu partout à employer la scopomorphine en lui demandant de réaliser à elle seule une narcose chirurgicale, on l'utilise encore fréquemment pour préparer une anesthésie par le chloroforme ou l'éther ; et d'autre

[1] Les thèses de St. Boytcheff (*Etude expérimentale sur l'action du mélange de morphine et de scopolamine*, Genève, 1907) et de Ch. Perrier (*La narcose scopolamine-morphine-chloroforme*, Genève, 1908), donnent à elles deux la bibliographie concernant ce sujet. Je n'indiquerai donc ici que les travaux que ces deux auteurs n'ont pas eu l'occasion de citer.

part, il me paraît que les questions de cet ordre ne peuvent être jugées définitivement que *par l'association de l'expérimentation à la clinique.*

Dans le cas qui nous occupe, par exemple, il est certain que ce qui a découragé, c'est, plus encore que les accidents observés, le fait que la scopomorphine, même à bonne dose, n'amène pas à tout coup une narcose suffisante, et que l'on doit, dans un tiers des cas, faire intervenir un anesthésique volatil pour compléter l'œuvre des alcaloïdes combinés. J'ai l'impression que si les résultats immédiats eussent été plus brillants, il se serait rencontré de nombreux polémistes pour faire observer, ce qui est vrai d'ailleurs, qu'on a compté au passif de la méthode nombre de cas mortels imputables exclusivement aux doses choisies par le chirurgien, si ce n'est à l'état misérable dans lequel se trouvait le patient. Et si l'on avait voulu mettre au service de la scopolamine-morphine toute l'habileté dialectique qui a été prodiguée en faveur du chloroforme, l'on aurait pu, de revision en revision, ramener à des proportions fort modestes la liste des accidents graves dus à la méthode de Schneiderlin. Je me hâte d'ajouter que, pour ma part, même en retranchant de cette liste ce qui n'aurait jamais dû y figurer que pour mémoire, j'estime qu'il y reste assez pour décourager le praticien prudent. Néanmoins, encore, faut-il chercher à comprendre le pourquoi des accidents observés. Or, nous verrons que les tableaux symptomatiques qu'ils réalisent, tableaux si variables et si contradictoires, s'éclairent merveilleusement lorsqu'on les analyse à la lumière des résultats expérimentaux. D'ailleurs, il reste nécessaire d'examiner si la méthode d'anesthésie mixte, qui jouit encore d'une certaine vogue, doit être conservée ou non.

Pour répondre à ces deux questions, je le répète, la clinique travaillant isolément me semble insuffisante. Si les chirurgiens attribuaient à l'expérimentation bien conduite la valeur qu'elle possède, ils auraient dès longtemps limité le champ de la discussion chloroforme contre éther. Et dans la question qui nous occupe, ils auraient su éviter cette longue série d'expériences sur l'homme, dont certaines ont tourné fort mal pour leurs patients.

Comme je le disais il y a quatre ans à mes élèves, tout médecin au courant de l'action qu'exercent, chez l'homme et chez l'animal, soit les alcaloïdes des solanées vireuses, soit la morphine, ne pouvait ignorer que cette dernière ne corrigerait les effets de la scopolamine que pour une partie. Elle laisserait subsister, par contre, ou même elle aggraverait certaines de ses actions, et non des moins nocives (la vasodilatation avec tachycardie, entre autres).

L'association scopolamine-morphine méritait donc, à mon sens, d'être étudiée dans les laboratoires, avant d'être appliquée plus largement à l'homme.

Partant de ce point de vue, j'avais alors fait commencer des expériences qui n'ont pu être terminées qu'à la fin de 1907, et qui ont fait l'objet de la thèse de doctorat de Boytcheff. Elles étaient destinées à élucider l'action, sur les mammifères, du mélange scopolamine-morphine administré à dose anesthésiante. Une fois acquis les faits concernant l'anesthésie par la scopolamine-morphine employée seule et à dose élevée, j'ai entrepris moi-même, avec l'aide de mes excellents assistants, les Drs Wicki et Moukhtar, l'étude expérimentale de l'association de la scopolamine-morphine au chloroforme ou à l'éther. Les résultats de cette dernière série d'expériences conservent seuls un certain degré d'actualité, aussi feront-ils plus particulièrement l'objet du présent mémoire. Pour ce qui est des faits observés par Boytcheff, je me borne à les rapporter brièvement, dans ce qu'ils ont de nécessaire pour faire comprendre les effets des narcoses combinées, ainsi que les dangers de la méthode primitive de Schneiderlin.

I. — La scopolamine-morphine employée seule.

Effets narcotiques. — Lorsque, chez le chien, on examine les modifications qu'impose aux effets narcotiques de la morphine, l'addition à cet alcaloïde d'une dose modérée de scopolamine, on constate que, pour cet animal comme pour l'homme, l'effet de cette addition est de rendre le sommeil plus profond, plus lourd. Je dirai même que cette modification est plus frappante chez le chien, pour lequel la morphine n'est pas un sédatif aussi puissant que pour l'homme, car, alors que sous son influence, l'animal paraît endormi profondément, il n'en reste pas moins sensible à certaines impressions : il sursaute au bruit, il se réveille à demi sous l'influence d'une sensation tactile un peu brusque. Lorsqu'on appuie avec une certaine vigueur sur une de ses pattes, on arrive même à le réveiller assez pour qu'il se relève un instant et fasse quelques pas, avec la démarche hyénoïde décrite par Cl. Bernard, pour se laisser tomber ensuite lourdement et recommencer le sommeil interrompu. Additionne-t-on la morphine d'une dose convenablement choisie de scopolamine, le sommeil, qui s'établit plus promptement, est aussi plus tranquille et plus prolongé. On l'interrompt moins facilement, et la surexcitabilité réflexe dont nous parlions plus haut est notablement amoindrie. Cependant, le réflexe rotulien n'est pas sensiblement moins net que lorsque l'animal a reçu uniquement de la morphine. « Ce sont les réflexes d'origine sensitive, ceux résultant de l'attouchement, du bruit, que la scopolamine diminue lorsqu'on l'ajoute à la morphine[1] ».

Bien que l'attitude de l'animal, au cours de ce sommeil, paraisse trahir une détente musculaire complète, nous avons vu à deux reprises la respiration devenir superficielle et rapide, au point que le thorax semblait animé d'un simple tremblement à oscillations très brèves. Nous nous sommes demandés si ce fait ne résultait pas d'une rigidité des muscles abdomino-thoraciques, semblable à celle observée chez l'homme, et invoquée pour expliquer certains des accidents respiratoires survenus après emploi de la méthode de Schneiderlin, mais nous n'avons pu reproduire ce phénomène à volonté.

Les recherches de Boytcheff l'ont amené à reconnaître que, la quantité de morphine à injecter chez le chien étant de 1 ctgr. par kilog., il fallait y ajouter la scopolamine dans la proportion de $^1/_{15}$ pour obtenir le sommeil le plus régulier. La proportion de $^1/_{10}$ laissse déjà dominer certains des effets du dernier de ces alcaloïdes. Comme il est arrivé lorsque, chez l'homme, on a voulu forcer la dose de scopolamine, on voit, chez certains animaux au moins, apparaître une certaine tendance à l'agitation, soit avant que le sommeil se soit installé définitivement, soit au moment du réveil. Il n'y a là rien d'étonnant, car si la scopolamine à la dose de $^1/_2$ milligr. par kilogr. de chien, provoque chez cet animal une faiblesse musculaire évidente, une titubation qui le porte parfois à se coucher, l'on ne peut doubler cette dose sans faire apparaître, en même temps, il est vrai, qu'une incertitude plus marquée de la démarche, une sorte de délire qui se traduit par des aboiements brefs et incessants. Le

[1] S. Boytcheff. *Loc. cit.*

timbre de ces aboiements est particulièrement strident, ce que l'on doit attribuer sans doute au dessèchement des muqueuses qu'impose la scopolamine. Ce qui est singulier, par contre, c'est que, lorsqu'on veut, comme nous avons été amenés à le faire dans les narcoses combinées, abaisser la quantité de morphine injectée, il faut reprendre la proportion $^1/_{10}$, sous peine de n'avoir pas un sommeil assez net.

Voyons maintenant quels sont, en dehors du sommeil ainsi provoqué, les effets d'une dose bien choisie de scopomorphine.

Vomissement. — L'on sait que le vomissement est, chez le chien, l'un des premiers symptômes consécutifs à une injection de morphine. D'autre part, avec Boytcheff, nous avons constaté que la scopolamine amenait chez cet animal des vomissements tardifs. Par leur mélange, les deux alcaloïdes semblent, en ce qui touche le phénomène, se corriger l'un l'autre, et le vomissement est presque constamment absent du tableau des effets de la scopomorphine. L'on conçoit que chez l'homme, cette diminution de l'excitabilité du centre vomitif ait pu être assez accentuée pour, dans les narcoses combinées, rendre infiniment plus rare le vomissement dû au chloroforme.

Effets sur la respiration. — Puisque le centre vomitif hypothétique fait partie du centre respiratoire bulbaire, nous ne nous étonnerons pas de voir la morphine et la scopolamine se corriger aussi l'une l'autre dans les actions opposées qu'elles exercent sur la respiration.

Pour apprécier cette action correctrice, il faut négliger ce qui se passe au début de l'expérience, car, chez le chien, l'injection sous-cutanée de morphine provoque d'abord, tout aussi bien que celle de scopolamine, une accélération de la respiration. Le ralentissement respiratoire qui fait le principal de l'action de la morphine, ne se manifeste qu'après une quinzaine de minutes. Si à ce moment l'on observe le chien, profondément endormi sous l'influence de la scopomorphine, au lieu du ralentissement morphinique, on constate une accélération persistante, mais cette accélération s'atténue graduellement, et bientôt se desssine le retour à la normale. Il arrive même que les effets de la morphine finissent par dominer, jusqu'au point d'amener un ralentissement respiratoire. Il n'y a rien là qui puisse nous surprendre, puisque le chien, bien que moins nettement que les herbivores, détruit assez promptement ou immobilise. les poisons des solanées. Mais n'oublions pas que l'homme, en certaines circonstances, paraît s'être comporté de même. Sans parler des cas mortels de Blos, ni d'un cas de Wild où la malade survécut, il en est d'autres où les doses de morphine employées avaient été moins déraisonnables, et où néanmoins les phénomènes inquiétants (arrêts respiratoires temporaires, Cheyne-Stokes) appartenaient bien aux effets de la morphine. Tout au contraire, en ce qui regarde les effets sur la sécrétion salivaire. sur la pupille, sur la vasodilatation cutanée, la scopolamine exerce une action dominante et qui persiste jusqu'au réveil de l'animal. Chez l'homme, l'on a signalé aussi des rougeurs dues à la vasodilatation, et qui ont pris parfois l'aspect d'une éruption maculeuse.

Action cardio-vasculaire. — Mais la nocivité de nos anesthésiques volatils dépend surtout de leur action sur l'appareil cardio-vasculaire. L'intérêt principal de notre étude était donc d'établir si, dans leurs effets sur le cœur et les vaisseaux. les deux alcaloïdes associés par Schneiderlin sauraient se compenser l'un l'autre, et si l'on pourrait attendre de la scopomorphine une narcose qui fût moins offensante dès lors, et moins dangereuse, que celle réclamée journellement au chloroforme ou à l'éther.

La morphine, injectée à dose thérapeutique dans l'appareil circulatoire du chien, ralentit la respiration, abaisse la pression sanguine et, dans la plupart des cas, rend le pouls moins fréquent. Injectée sous la peau, nous venons de le voir, elle accélère tout d'abord la respiration avant de la ralentir. Mais le changement dans la porte d'entrée du médicament ne modifie pas aussi profondément son action cardio-vasculaire, qui persiste à se traduire par l'hypotension et le ralentissement habituel du pouls. Or, lorsqu'on injecte simultanément morphine et scopolamine, l'action de ce dernier alcaloïde domine fortement. Le nombre des pulsations atteint jusqu'au double de ce qu'il était auparavant. De ce fait se produit une ascension de la pression parfois assez durable. Le plus souvent, au contraire, cette ascension est transitoire et fait place, par le fait de la vasodilatation, à une chute graduelle qui tend à ramener le manomètre à la hauteur où il était avant l'injection. Il avait paru à Boytcheff que, même une heure et demie à deux heures après l'injection, la pression n'était pas redescendue au-dessous de la normale. Un examen attentif de certains de ses tracés et de nouvelles expériences, m'ont convaincu que le fait n'est pas aussi constant qu'il l'avait cru, et si, au cours de ses recherches, il s'est réalisé dans le plus grand nombre des cas, je pense qu'il faut l'attribuer au dispositif qu'il avait adopté. Il laissait en effet l'animal attaché sur le dos, du moment où il prenait la pression avant injection des alcaloïdes combinés. jusqu'à celui où sous l'influence de ces derniers, il s'était établi un sommeil profond qui indiquait le terme de l'expérience. Afin d'obtenir une narcose plus régulière, nous avons détaché le chien aussitôt l'injection faite, pour lui permettre de se calmer et de subir plus normalement l'action de la scopomorphine. Puis, une fois le sommeil bien établi, nous prenions un nouveau tracé. L'on obtient ainsi un sommeil plus tranquille et l'abaissement de pression est plus manifeste. Le tableau I, ci-contre, nous permet de comparer les chiffres recueillis au cours de ces dernières expériences, à ceux obtenus d'une part avec des doses simplement préparatoires de scopomorphine, d'autre part avec le chloroforme ou avec l'éther employés seuls et jusqu'à effet anesthésique. L'on pourra y constater qu'en tous cas, les effets de l'éther poussé jusqu'à anesthésie sont moins déprimants que ceux de la scopomorphine, même lorsqu'elle est utilisée à dose préparatoire, à plus forte raison alors qu'on l'emploie à dose narcotique.

Que l'abaissement dû au mélange scopolamine-morphine ne se montre pas excessif, on peut se l'expliquer aisément. Agissant isolément, la scopolamine accélère le pouls, tout en relevant temporairement la pression; la morphine ralentit le premier en abaissant la seconde. En les associant, on se donne quelque chance de voir leurs effets se compléter partiellement. L'expérience prouve même que, dans certains cas, ces actions compensatrices dépassent ce que l'on aurait pu supposer. En effet, lorsqu'on fait agir la morphine sur un cœur qui paraît fatigué par la scopolamine, on le voit, comme dans deux des expériences de Boytcheff, retrouver un certain degré d'énergie. Le fait, d'ailleurs, a son corrélatif clinique. Dans son étude sur le traitement par la morphine des empoisonnements dus à l'atropine, Roch[1] a montré que certaines observations indiquent nettement cette action tonique de la morphine sur le pouls misérable des malades empoisonnés par la belladone.

Il n'en reste pas moins qu'employée à dose anesthésique,

[1] M. Roch. De l'emploi de la morphine dans l'empoisonnement par l'atropine. *Rev. méd. de la Suisse rom.*, 1908, p. 81.

Tableau I

Modification de la pression sous l'influence :

a) de la scopolamine morphine à dose préparatoire ;
b) de la narcose au chloroforme } entre la disparition et la réapparition du réflexe cornéen ;
c) de la narcose à l'éther }
d) de la scopolamine-morphine à dose anesthésique.

Les valeurs sont exprimées en % de la pression physiologique moyenne de chaque animal.

Animaux	Pression physiologique moyenne de l'animal en mm Hg.	*a)* Après injection de Scopol.-Morph.	Pendant la narcose *b)* au chloroforme	*c)* à l'éther
—		%	%	%
Grognard	163	104	85.5	100.5
Ranavalo	185	97	81	90.5
Nero	159	102	76.5	95.5
Fénec	162	98	75	81
Ecureuil	170	88	82	70
Fox	161	81	87	92.5
Mélanie	160	—	77	—
Jaune	148	81	65	—
Mouton	155	96	67.5	—
Hugo	150	95	83	—
Diane	164	86	88	—
St Hubert	164	80	80	—
Ophélie	136	95	83	—
Frisette	164	80	—	81.5
Daphnis	90	115	—	103
Hamlet	148	94	—	107.5
Black	186	86	—	—
Rousset	166	96	—	—
Molosse	186	81	—	—
Philemon	162	86	—	—

d) Pendant l'action de la scopolamine-morphine à dose anesthésique.

Animaux	*Pression* en mm Hg	Après inject. de Scop. morphine
—		%
A	168	85
B	174	80
C	205	70
D	165	74
E	160	76
F	150	73
G	152	94
H	186	79

l'association scopolamine-morphine abaisse la pression plus que l'éther et autant, au moins, que le chloroforme, ceci résultant surtout de la vasodilatation scopolaminique.

En outre, je faisais observer à Boytcheff, et c'est la note que l'on retrouve dans les conclusions de sa thèse, que, comme l'avait signalé autrefois mon maître Vulpian au sujet de l'atropine, l'homme fait montre, à l'égard des alcaloïdes des solanées vireuses, d'une sensibilité individuelle infiniment plus capricieuse que celle qu'il manifeste vis-à-vis des autres alcaloïdes employés en thérapeutique. C'est avec l'atropine, par exemple, qu'on voit les tolérances les plus invraisemblables, mais aussi les idiosyncrasies fâcheuses les plus inattendues. L'on se rappelle aussi combien sont divergentes les opinions des psychiatres sur les mérites et les défauts de la scopolamine. De sorte que, s'il est une circonstance où l'on ne peut conclure directement de l'animal à l'homme, c'est certainement lorsqu'on utilise les alcaloïdes de ce groupe. D'ailleurs les faits cliniques, lorsqu'ils sont analysés à la lumière des résultats expérimentaux, nous montrent une variabilité extrême, selon les individus, des effets de la scopolamine. J'aurai à y revenir au cours de ce travail. Qu'il me soit permis, seulement, de rappeler ici que, des malades ayant succombé après injection de scopomorphine, s'il en est chez lesquels le tableau symptomatique est déterminé par une proportion excessive soit de morphine, soit de scopolamine, il en est d'autres où, sans que les doses relatives des deux alcaloïdes aient varié sensiblement, c'est tantôt le ralentissement respiratoire de la morphine, tantôt la tachycardie de la scopolamine qui a dominé la scène et amené la terminaison fatale. Chez les uns, par conséquent, la scopolamine a insuffisamment corrigé les effets de la morphine, chez les autres, elle les a dominés de très haut sans, je le répète, que la dose injectée explique cette fantaisie dans les effets observés.

Enfin, en ce qui regarde la scopolamine, il y a une difficulté que nous ne connaissons plus avec l'atropine. C'est que la première, probablement parce qu'il n'est point aisé de l'obtenir pure, isolée de ses isomères, n'est pas, au point de vue chimique, toujours comparable à elle-même. Il est indubitable qu'en s'adressant constamment à la même fabrique, et qu'en utilisant des solutions fraîches (car la scopolamine en solution aqueuse présente un certain degré d'instabilité), on réduit au minimum les chances d'accidents tenant à l'infidélité du médicament. Mais peut-on être certain de les supprimer toutes ?

En fait, l'expérimentation chez le chien, tout en donnant des résultats qui ne paraissent pas trop brutalement décourageants, n'amène point à cette conviction que la méthode de Schneiderlin permettra d'obtenir une narcose moins inquiétante que celle que nous donnent nos anesthésiques volatils, et cette narcose paraissait aussi irrégulière chez le chien que chez l'homme. Chez cet animal, comme chez les opérés de race humaine, les effets anesthésiques obtenus avec des doses identiques de scopomorphine, sont des moins concordants. Tantôt on a l'impression que le chien est tout à fait insensible, tantôt qu'il n'est qu'imparfaitement anesthésié.

II. — La scopolamine-morphine employée pour préparer une narcose au chloroforme ou a l'éther.

Entre temps, nous l'avons dit, la clinique paraissait se désintéresser de plus en plus de la scopolamine-morphine employée seule, mais certains chirurgiens restaient fidèles à une combinaison où l'injection de scopomorphine n'était que le prologue d'une narcose par le chloroforme ou par l'éther. Au dernier Congrès de Bruxelles[1], nous voyons encore Kümmel se louer de cette méthode. Walther cite 1230 cas où il l'a employée, non, il est vrai, sans avoir enregistré trois incidents désagréables et deux morts, dont l'une est probablement indépendante de la méthode, mais dont l'autre est survenue chez une malade dont l'état contre-indiquait formellement, à mon sens, l'usage de la scopolamine. Enfin Schœmaker rapporte 3000 cas d'anesthésie combinée avec trois morts, dont deux « attribuables certainement à la scopolamine ». Remarquons à ce sujet que si l'on voulait se guider uniquement sur la statistique, cette mortalité de 1 °/oo, trois fois au moins supérieure à celle donnée en moyenne par le chloroforme, suffirait à décourager les chirurgiens.

Il est à noter qu'aucun des trois auteurs que nous venons de citer ne dépasse la dose d'un 1/2 milligr. de scopolamine. Il n'en st pas moins vrai que l'un des malades de Schœmaker a suc-e

[1] IIme congrès de la Société internationale de chirurgie, octobre 1908. Compte rendu in *Semaine médicale*, 1908, p. 495.

combé six heures après une opération pour laquelle il avait reçu seulement 7 $^1/_2$ milligr. de morphine et 2 $^1/_2$ décimilligr. de scopolamine. Cette faible dose l'avait endormi assez profondément pour qu'on ait pu mener à chef l'intervention, sans utiliser le chloroforme.

Il reste donc intéressant de s'attacher à reconnaître, et ici la tâche est plus facile, si, préparant par une injection de scopolamine-morphine une narcose à l'éther ou au chloroforme, on aboutit à rendre celle-ci moins nocive.

Méthode d'expérimentation. — Pour résoudre la question par voie expérimentale, nous nous sommes servis du chien ; c'est le seul animal de laboratoire qui, vis-à-vis des alcaloïdes que nous avions à étudier, réagisse de façon assez analogue à l'homme et chez lequel on puisse, par conséquent, obtenir des résultats permettant des déductions applicables à la thérapeutique. Mais encore faut-il employer une méthode appropriée à ce mode de recherches. Nous avons montré avec Nutriziano[1] que, lorsqu'on veut comparer entre eux les somnifères du groupe du chloral, il faut faire agir successivement chez le même animal, et à intervalles suffisants, les corps que l'on désire étudier. Les sensibilités individuelles sont, en effet, assez nettes chez les chiens pour que, même au sein d'un groupe pharmacodynamique bien défini, il n'y ait aucune conclusion légitime à tirer de la comparaison de deux tracés, représentant chacun l'action d'un médicament différent, et recueillis sur deux animaux différents aussi.

Nous avons donc procédé ici de même façon. Mais les conditions d'expérimentation étaient un peu plus complexes, et les lésions que subissaient nos animaux un peu plus sérieuses. En outre, notre chenil a été le théâtre d'une petite épidémie, qui nous a enlevé quelques animaux avant qu'ils aient pu nous fournir les quatre tracés que nous désirions recueillir chez chacun d'eux.

En effet, il nous fallait obtenir successivement :

a) un tracé cardio-vasculaire pris au cours d'une narcose au chloroforme ;

b) un deuxième tracé alors que la narcose au chloroforme avait été préparée par une injection de scopomorphine ;

[1] A. Mayor et G. Nutritziano. Les effets cardio-vasculaires du chloral, du dormiol, de l'hédonal et de l'isopral. *Rec. méd. de la Suisse rom.*, 1905, n° 12.

c) un tracé donnant les effets cardio-vasculaires d'une narcose à l'éther :

d) enfin un tracé représentant les effets observés chez l'animal préparé par la scopomorphine et recevant ensuite l'éther.

Six animaux seulement ont pu nous fournir chacun ces quatre tracés. Des huit autres animaux, trois ne nous permettent que la comparaison de l'éther avec la scopomorphine-éther, et cinq celle du chloroforme avec la scopomorphine-chloroforme. Disons dès maintenant que ces seize derniers tracés confirment entièrement les résultats fournis par les vingt-quatre premiers.

Manuel opératoire. — Le mode de faire que nous avons utilisé a été le suivant : Il était impossible de songer à endormir les animaux avec le masque habituellement en usage. Le chien, lorsqu'on emploie l'éther, est si désagréablement impressionné par l'odeur de ce médicament, ou peut-être par son action irritante locale, qu'il faut engager avec lui une lutte pénible, au cours de laquelle des aboiements incessants, suivis d'inspirations violentes, font pénétrer dans les voies respiratoires des quantités de vapeurs anesthésiques qu'il est impossible de contrôler. Aussi, maintes fois, lorsque tout à coup la respiration s'accélère, survient-il des accidents inquiétants. En outre, une notable portion de l'anesthésique est chassée du masque, et le dosage approximatif de la masse inhalée devient impraticable. D'ailleurs, ces inconvénients se retrouvent les mêmes, quoiqu'un peu atténués, lorsqu'on emploie le chloroforme. Une agitation aussi formidable que celle à laquelle je fais allusion, laisse l'impression que le tracé cardio-vasculaire obtenu ne peut représenter ce qui se passerait chez l'homme, celui-ci eût-il même traversé une phase d'excitation exceptionnellement intense.

Nous nous sommes donc résolus à faire pénétrer directement l'anesthésique dans la trachée ; et, pour ne pas trachéotomiser l'animal, nous ponctionnions celle-ci avec un trocart dont la canule, restée en place, recevait les vapeurs anesthésiques projetées au moyen d'une soufflerie. Evidemment, de cette façon, le dosage n'est point exact non plus ; l'animal expire une bonne partie des vapeurs anesthésiques, surtout lorsqu'il s'agite[1].

[1] Pour se rendre compte de l'influence de cette agitation, il suffit d'examiner, dans le tableau II, les doses d'anesthésiques volatils consommés par Fox, animal particulièrement nerveux. L'on verra que, par kilo de son poids, elles sont toujours notablement supérieures à celles nécessaires pour endormir ses congénères.

Cette agitation, infiniment moindre, d'ailleurs, que lorsqu'on emploie le masque, résulte tout autant du retour de la vapeur irritante vers les voies supérieures, que de l'action du médicament sur le système nerveux central.

Cependant, comme nous le verrons d'après les chiffres obtenus, la consommation du médicament est très modérée, en rapport par conséquent avec une excitation bien moindre, que celle observée avec la masque. D'autre part, la pénétration des vapeurs peut être facilement régularisée.

Lorsque le chien n'est pas trop âgé, le trocart passe entre deux anneaux de la trachée. Ces anneaux sont-ils plus serrés, il traverse l'un d'eux. Mais nous nous sommes assurés, par les autopsies des animaux ultérieurement sacrifiés, que ces petites plaies guérissent facilement, et sans laisser de traces. Enfin, l'on peut passer aussi à travers la membrane thyro-cricoïdienne, au risque alors, il est vrai, de rencontrer une veine d'assez fort calibre qui croise la direction du larynx en cette région. Toutefois, nous n'avons pas eu d'accident de ce fait.

Le tracé était pris sur la fémorale, immédiatement au-dessus de l'anneau, et par l'intermédiaire du kymographion de Ludwig. L'opération, lorsqu'on en a l'habitude, est très peu douloureuse pour l'animal. La plaie, traitée au baume du Pérou et suturée, guérit facilement.

L'espace de temps laissé entre deux expériences a généralement dépassé, et quelquefois beaucoup, deux semaines. Nous avons constaté, comme autrefois avec Nutritziano, que la pression initiale de nos animaux était notablement plus élevée lors de la première expérience que lors des suivantes. Ceci doit être attribué à l'excitation que, malgré toutes les précautions, l'on ne peut éviter chez un chien qui, pour la première fois, vient d'être attaché sur le dos et a subi la petite opération dont je parlais. Il nous a paru dès lors que l'on devait adopter, comme chiffre représentant la pression normale d'un individu, la moyenne des pressions initiales enregistrées lors des trois dernières expériences.

Lorsque nous avions à expérimenter sur les effets de l'injection préalable de scopomorphine, nous prenions tout d'abord un tracé indiquant l'état normal. Puis l'animal recevait une injection de scopomorphine ; il était pansé provisoirement et délié. On le laissait alors s'endormir profondément, ce qui demandait une demi-heure à trois quarts d'heure. Puis on le replacait sur la table, ponctionnait la trachée, remettait l'artère en continuité avec le manomètre et, après avoir laissé s'écouler quelques minutes pour être certain que les effets de ces manipulations étaient éteints, on enregistrait l'état de la circulation ; enfin, on commençait l'inhalation et on la continuait lentement jusqu'à ce que l'on eût vu disparaître le réflexe cornéen et le réflexe patellaire. L'on arrêtait alors l'inhalation et notait sur le tracé le moment du retour des deux réflexes, comme on l'avait fait de leur disparition. Naturellement, nous avons employé une dose de scopomorphine moindre que celle qui avait donné à Boytcheff des états de sommeil profond où l'animal restait sans défense, et qui duraient jusqu'à trois heures. Mais en abaissant à 5 milligr. par kgr. la dose de chlorhydrate de morphine, nous n'avons pu conserver les proportions de 15 morphine pour 1 scopolamine qui lui avaient donné les résultats les plus corrects. Nous n'obtenions pas alors, je l'ai dit plus haut, un sommeil suffisant, et nous avons été amenés à relever la proportion de scopolamine et à la porter à 5 décimilligr. (soit 10 morphine sur 1 scopolamine). Dans ces conditions, l'animal dort profondément, mais il n'est pas anesthésié. Les manipulations qu'on lui fait subir pour le remettre sur table et ponctionner la trachée provoquent des réactions de défense. Nous avons cependant rencontré des animaux chez lesquels, ainsi que cela est arrivé pour l'homme, l'injection préparatoire de scopomorphine aurait peut-être suffi à permettre une opération brève et peu douloureuse.

Effets des narcoses simples et des narcoses combinées sur l'appareil circulatoire. — Les résultats que nous avons obtenus sont indiqués dans le tableau II. Nous les avons consignés tous, de façon qu'on les puisse considérer comparativement, mais nous nous réservons d'en reprendre certains éléments isolément, pour appuyer les conclusions que nous allons tirer de l'ensemble de nos expériences.

Avant de rechercher ce que l'on peut déduire de l'examen de ce tableau, disons que si nous y avons fait figurer le réflexe patellaire, c'est uniquement comme repère expérimental. En pratique, il n'a pas d'intérêt dans la comparaison que nous allons établir entre l'animal et l'homme, car en chirurgie, dans les narcoses combinées, l'on n'a pas recherché de propos délibéré la résolution musculaire. On s'est contenté, en général, de l'anesthésie, laquelle nous ne pouvons mesurer chez le chien que par la disparition du réflexe cornéen.

TABLEAU II

		Poids (kg)	CC. de narcotique administrés	Durée de l'administr. (minutes)	CC. de narcotique par kilo-minute	Pression initiale mm Hg	Pression en pour cent de la valeur initiale au moment où C aboli °/o	C revenu °/o	P aboli °/o	P revenu °/o
	Grognard	12	6	10	0.050	180	81	77	73	> 90
Chloroforme	Ranavalo	10.2	5	12.5	0.039	180	75	92	—	—
	Nero	12.1	4	7.5	0.044	210	54	61	32	—
	Fénec	5.2	2	8	0.048	160	71	80	96	—
	Ecureuil	8.3	6	6.5	0.144	164	84	85	84	78
	Fox	6	3.5	2.5	0.233	175	75	84	91	88
	Mélanie	8	2	4	0.062	160	71	83	—	—
	Mouton	8	3	4.5	0.083	155	47	86	—	—
	Hugo	12.5	4.5	8	0.045	157	70	89	—	—
	Diane	12.5	5	6	0.066	166	80	94	—	—
	St Hubert	10.7	5	10.5	0.044	170	73	81	77	93
	Ophélie	11.1	3.5	11	0.028	147	74	79	74	81
préalable de Scop.-morphine	Grognard	11.3	3	3.1	0.085	178	56	67	64	80
	Ranavalo	9	2.5	12	0.023	196	60	70	59	65
	Nero	13	7.5	13.5	0.042	163	73	81	78	81
	Fénec	6.7	2	5.2	0.057	159	64	81	90	75
	Ecureuil	6	2	7	0.047	120	41	53	41	53
	Fox	6	2	2.6	0.128	161	62	70	74	71
	Mouton	8	1.25	7.3	0.021	156	87	89	55	64
	Hugo	11.4	4	8	0.043	150	66	78	66	72
	Diane	12.5	2.5	7	0.028	164	70	68	61	67
	St Hubert	9	8	7	0.127	164	70	73	67	73
	Ophélie	10	3.5	5.2	0.067	136	45	63	60	61
Ether	Grognard	12	31	7.5	0.344	160	97	108	93	106
	Ranavalo	14.6	21	3.5	0.410	180	95	96	92	96
	Nero	13	36	9	0.307	160	95	96	95	91
	Fénec	6.2	14	3.5	0.645	170	70	84	70	94
	Ecureuil	8.5	15	7.5	0.235	200	41	78	—	—
	Fox	6	14	2.3	1.014	160	95	92	95	92
	Frisette	8.7	22	5.3	0.477	164	76	87	76	87
	Daphnis	12.2	75	15.6	0.394	110	83	85	94	85
	Hamlet	20	36	6	0.300	150	105	107	106	107
lable de Scopo-morphine	Grognard	12	18	5	0.300	150	66	80	66	80
	Ranavalo	14.8	26	11	0.165	180	71	79	72	76
	Nero	12.2	12	4	0.267	154	72	74	70	74
	Fénec	6.5	9	2	0.692	156	57	62	71	59
	Ecureuil	7.6	16	10	0.210	176	63	56	39	58
	Fox	6	11	2	0.916	162	53	60	61	61
	Frisette	8.6	11	6.6	0.193	182	56	56	50	58
	Daphnis	10.4	19	6	0.304	90	87	100	82	96
	Hamlet	22	32	6.2	0.234	148	75	75	75	76

En second lieu, pour avoir une idée de ce qu'est la pression sanguine au moment de l'état d'anesthésie, il nous a paru plus correct de prendre la moyenne entre les pressions constatées, d'une part au moment de la disparition du réflexe cornéen et, d'autre part, au moment de sa réapparition. L'examen du graphique reproduisant le tracé montre, en effet, que lorsque le réflexe cornéen disparaît, la pression est en général plus basse qu'au moment où l'on note sa réapparition. Cela tient à un concours de circonstances dont toutes n'introduisent pas un élément d'erreur dans l'appréciation du résultat final, mais dont l'une, par contre, peut fausser ce dernier. En effet, puisque le cœur est le premier organe atteint par l'anesthésique inhalé, il est plus impressionné au moment où le réflexe cornéen s'éteint, qu'il ne le serait d'une façon moyenne si la narcose se continuait, car l'on règle celle-ci sur la *réapparition de ce réflexe*. Je sais bien qu'en pratique il peut se produire au cours d'une narcose prolongée, et lorsqu'on donne à nouveau l'anesthésique volatil, des à-coups accentués. Il n'en est pas moins vrai qu'en général, et chez nos chiens, la hauteur de la pression artérielle, au moment où s'éteint le réflexe, varie en raison de la rapidité plus ou moins grande de la narcose, et qu'il est préférable de prendre comme point de repère la moyenne entre la notation *Réflexe aboli* et celle *Réflexe reparu*.

Ceci dit, il ne nous reste qu'à exposer les faits qui ressortent de l'examen de notre tableau. On peut les résumer comme suit :

Chez le chien, la narcose obtenue par l'intermédiaire des deux anesthésiques volatils usuels et poussée jusqu'à extinction du réflexe cornéen, amène un abaissement de la pression sanguine; cet abaissement est plus notable lorsqu'on emploie le chloroforme que lorsqu'on utilise l'éther. Il arrive même, avec ce dernier corps, qu'il se transforme en une augmentation de la pression. Le fait est connu d'une façon générale, mais il était intéressant de le rappeler, non seulement pour servir de base à notre deuxième constatation, mais encore parce que les chiffres comparatifs auxquels nous nous rapportons ici ont été recueillis sur le même animal, subissant à intervalle suffisant l'action de l'un, puis de l'autre anesthésique.

En second lieu, si la narcose par l'anesthésique volatil est précédée d'une injection de scopomorphine, l'abaissement de la pression sanguine précité s'en trouve accentué. Mais ici, c'est avec l'éther que la chute de pression est la plus considérable. On peut se rendre compte de ces divers faits sur notre tableau III. Je rappelle, à ce propos, que la pression initiale de nos tableaux partiels est, pour la raison que j'en ai donnée p. 797, la moyenne des pressions enregistrées lors des trois dernières expériences subies par l'animal [1].

TABLEAU III

Pression sanguine sous l'influence des quatre procédés d'anesthésie, calculée en % de la pression physiologique moyenne de l'animal.

	Chloroforme	*Ether*	*Scopolamine-Morphine Chloroforme*	*Scopolamine-Morphine* Ether
	%	%	%	%
Grognard	85.5	100.5	67	66.5
Ranavalo	81	90.5	69.5	73
Nero	76.5	95.5	79	70.5
Fénec	75	81	71	57.5
Ecureuil	82	70	34[1]	62
Fox	87	92.5	66.5	57.5

[1] L'animal lors de cette dernière expérience était malade.

Cette hypotension plus forte sous l'influence de l'éther ne peut s'expliquer que par le fait indubitable qu'à dose thérapeutique, ce médicament est un vasodilatateur plus puissant que le chloroforme. Dans les expériences dont nous avons parlé en premier lieu, cette action vasodilatatrice de l'éther n'avait pu, à elle seule, amener une hypotension supérieure à celle que provoquait l'action cardionocive du chloroforme. Mais ici, favorisée par l'action vasodilatatrice de la scopolamine, ses effets se manifestent dans une mesure beaucoup plus large. Lorsqu'on se reporte aux faits enseignés par la pharmacodynamie de l'éther comparée à celle du chloroforme, cette explication apparaît comme la seule valable. Elle est d'ailleurs confirmée, ainsi que nous allons le voir, par l'analyse des effets de nos narcoses sur la rapidité du pouls.

Lorsque, comme nous l'avons fait dans nos expériences, on interrompt l'anesthésie au moment même où les réflexes ont disparu, on constate que le pouls s'accélère sous l'influence de l'un comme de l'autre de nos anesthésiques volatils. Mais

[1] Ou la pression constatée au début de la deuxième expérience, lorsque le chien n'a été utilisé que deux fois.

lorsque l'action préalable de la scopolamine en a déjà augmenté la rapidité, ces derniers tendent tous deux à la ramener vers la normale. Lors des expériences que nous rapportons ici, nous ne sommes point arrivés à voir tomber le pouls au-dessous de la normale. Mais aussitôt qu'au cours de recherches complémentaires, nous nous sommes placés dans des conditions identiques à celles de la clinique, c'est-à-dire lorsque nous avons maintenu nos animaux endormis pendant 15 à 20 minutes au moins, nous avons parfois vu se réaliser ce ralentissement absolu du pouls, constaté en clinique par Cazin. Rappelons en outre que, chez l'homme, l'accélération du pouls par le mélange de scopolamine-morphine, quoique noté dans la grande majorité des cas (Périer), est moins constant que chez le chien. Périer a même, avant toute intervention du chloroforme, observé le ralentissement « quand la dose de morphine est prédominante ». C'est bien, en effet, à une action relativement moindre de la scopolamine chez certains individus que ce fait doit être attribué. Il offre ce grand intérêt de démontrer ce que j'affirmais plus haut, je veux dire la très grande variabilité en plus ou en moins qui caractérise, pour la race humaine, les effets des alcaloïdes des solanées vireuses. Car en opposition à ces cas de brachycardie, l'on doit signaler, sous l'influence de doses identiques et avec des proportions apparamment modérées de scopolamine. des cas de tachycardie très accentuée.

Mais revenons au ralentissement imposé au pouls par nos anesthésiques volatils, alors qu'ils agissent après injection préalable de scopomorphine. Ce ralentissement, qu'il soit relatif ou absolu, n'est pas dû à l'entrée en jeu de l'appareil modérateur, puisque la scopolamine le paralyse dans ses extrémités cardiaques. Il ne peut donc être rapporté qu'à une action parésiante s'exerçant sur l'appareil cardio-accélérateur ou sur le myocarde. Or, comme on pourra le voir par le tableau IV, le chloroforme ralentit plus que l'éther le pouls accéléré par la scopolamine. Ce fait vient démontrer ce que nous affirmions plus haut, à savoir que l'abaissement de pression plus accentué, observé dans la narcose combinée avec l'éther, doit être attribué, non à une action cardio-nocive prédominante de cet anesthésique comparé au chloroforme, mais simplement à son action vasodilatatrice plus puissante.

L'on pourra trouver singulier de nous voir arguer d'un ra-

TABLEAU IV

Genre d'expérience		Nombre des pulsations par minute: à l'état *normal*	Après inj. de *Scopo-morph.*	Au moment où C aboli	C revenu	Moyenne entre C aboli et C revenu: en chiffre	en °/₀ du nombre trouvé après inj. de Scopom.
Chl. [1]	Grognard	108	—	165	165	165	—
Ch. S. M. [2]	Grognard	90	227	162	174	168	74 °/₀
E. [3]	Grognard	105	—	145	135	140	—
E. S. M. [4]	Grognard	138	185	156	156	156	86.5 °/₀
Chl.	Ranavalo	97	—	185	166	175.5	—
Ch. S. M.	Ranavalo	80	182	152	144	148	81 °/₀
E.	Ranavalo	108	—	160	185	172.5	—
E. S. M.	Ranavalo	180	202	207	194	200.5	99 °/₀
Chl.	Nero	58	—	128	120	124	—
Ch. S. M.	Nero	63	172	151	156	153.5	89 °/₀
E,	Nero	84	—	144	154	149	—
E. S. M.	Nero	60	172	180	188	184	107 °/₀
Chl.	Fénec	102	—	173	188	180.5	—
Ch. S. M.	Fénec	96	158	130	120	125	79 °/₀
E.	Fénec	120	—	170	176	173	—
E. S. M.	Fénec	104	195	168	191	179.5	91 °/₀
Chl.	Ecureuil	105	—	138	108	123	—
Ch. S. M.	Ecureuil	120	192	140	140	140	72 °/₀
E.	Ecureuil	56	—	160	183	171.5	—
E. S. M.	Ecureuil	78	185	167	150	158.5	86 °/₀
Chl.	Fox	66	—	115	165	140	—
Ch. S. M.	Fox	80	116	127	116	121.5	105 °/₀
E.	Fox	168	—	240	245	242.5	—
E. S. M.	Fox	148	98	115	121	118	120 °/₀

[1] Chl. signifie : Narcose au Chloroforme.
[2] Ch. S. M. » » » » après injection hypodermique préalable de Scopolamine-morphine.
[3] E. » » à l'éther.
[4] E. S. M. » » » » après injection hypodermique préalable de Scopolamine-morphine.

lentissement cardiaque pour admettre un affaiblissement du cœur, alors que signalant l'accélération du pouls dû aux anesthésiques volatils employés isolément, nous reconnaissions

qu'elle coïncide avec une débilitation cardiovasculaire. Mais n'oublions pas que cette accélération produite par le chloroforme et par l'éther provient, comme avec le chloral, d'un affaiblissement du centre bulbaire cardio-modérateur. Dès que l'on fait intervenir la scopolamine, ce centre est virtuellement annihilé par la paralysie des extrémités du nerf qui, physiologiquement, transmet son action frénatrice. De là la tachycardie qui caractérise les effets des solanées vireuses chez les animaux en possession d'un tonus continu, ou discontinu, du vague. De par le fait de son mécanisme de production, cette tachycardie une fois établie, si nos anesthésiques volatils viennent à la modérer, ce ne peut être aucunement en tonifiant le cœur à la façon de certains des médicaments que nous faisons agir au cours des tachycardies pathologiques. C'est au contraire en affaiblissant cet organe. De l'importance du ralentissement produit, l'on peut donc légitimement déduire l'intensité relative de l'action offensante de l'anesthésique.

Il me reste à citer, avant d'exposer mes conclusions, un fait qui résulte de nos expériences. C'est que, lorsque chez un chien qui a été traité une première fois par la scopolamine, on injecte une deuxième fois cet alcaloïde, fût-ce après un intervalle variant de 15 à 102 jours, l'hypotension qui se produit alors est plus marquée que celle enregistrée lors de la première expérience. Nous avions déjà remarqué, avec Nutritziano, que l'appareil circulatoire du chien restait sensibilisé un certain temps après l'action d'une dose anesthésique de chloral. Nous ajoutions que cette sensibilisation devait, ainsi que l'indique la clinique, porter essentiellement sur l'appareil vasomoteur. Mais il nous avait paru qu'en laissant s'écouler quinze jours entre deux expériences, nous ne constations plus ce phénomène. Ici, comme nous le voyons, la sensibilisation paraît de durée beaucoup plus considérable, presque invraisemblable. Il faut tenir compte toutefois, pour les cas où l'intervalle fut très grand, d'une coïncidence possible, car ces cas ne sont qu'au nombre de deux.

La méthode de la « probe-dosis » prônée par Schneiderlin ne serait donc pas à recommander. D'ailleurs, entre les mains de Blos, un incident (cyanose [1]) survint chez une malade qui, six

[1] Au cours des expériences faites avec la scopolamine chez le chien, on voit l'érythème scopolaminique de l'abdomen prendre une teinte cyanotique lorsque la respiration tend à se ralentir, soit sous l'influence d'une action dominante de la morphine, soit sous celle de l'inhalation de chloroforme.

semaines auparavant, avait reçu sans inconvénient la même dose d'alcaloïdes (7 décimilligr. de scopolamine et 4,5 ctgr. de morphine). S'agit-il, comme le suppose Périer, d'une variation dans la sensibilité individuelle d'un même sujet? C'est fort possible. Mais ne peut-il pas y avoir eu aussi sensibilisation vis-à-vis du poison? Et n'est-ce pas ce phénomène qui, à certains chirurgiens, a fait supposer possible l'accumulation de la scopolamine? En tous cas, il y avait lieu de s'attendre à des accidents de ce genre avec un médicament dont les effets vasodilatateurs sont assez nets pour qu'ils aient été constatés, comme ceux de l'atropine, par tous les cliniciens qui s'en sont servis.

Conclusions.

De la comparaison des faits cliniques avec les faits expérimentaux, nous pouvons tirer les conclusions suivantes :

I. — Lorsque l'association de la scopolamine et de la morphine, en proportions bien choisies, est utilisée à dose suffisante pour amener à elle seule le sommeil anesthésique, cette narcose s'accompagne d'un abaissement de la pression sanguine qui n'est pas moindre que celui produit par le chloroforme, et qui est supérieur à celui amené par l'éther. En même temps il existe, dans la majorité des cas, une tachycardie d'une nature différente de celle que provoquent les anesthésiques volatils, mais qui, due à la paralysie de l'appareil cardiomodérateur intrinsèque, sera forcément plus nocive que cette dernière. En effet, parfois très durable et, de par son essence, toujours rebelle aux médicaments qui ralentissent le cœur en le tonifiant, elle a manifestement amené la mort par épuisement de cet organe chez certains des patients soumis a la méthode de Schneiderlin. Enfin, avec cette méthode, l'on met en œuvre un alcaloïde, la scopolamine, qui n'est pas toujours chimiquement comparable à lui-même et qui, comme son très proche parent l'atropine, exerce, sur l'organisme humain, une action qui se montre éminemment variable suivant les individus.

II. — Il paraît y avoir des inconvénients évidents à faire précéder d'une injection de scopomorphine, une narcose par les anesthésiques volatils usuels, puisque l'action débilitante de ceux-ci à l'égard du cœur et des vaisseaux est exagérée du fait de la scopolamine (hypotension accentuée, avec tachycardie).

A cette seconde conclusion, l'on peut objecter deux choses :

a) La scopomorphine diminue la quantité totale d'anesthésique volatil inhalé au cours d'une intervention.

b) Elle supprime l'anxiété du début et, par conséquent, facilite l'entrée en sommeil.

Pour ce qui est de la première objection, elle a une valeur plus apparente que réelle. Comme le montre le tableau V, la diminution de la quantité d'anesthésique volatil consommé n'a pas été constante dans nos expériences, mais elle a été très générale. Je suis convaincu que la différence entre les deux chiffres se serait accentuée, si nous avions maintenu l'anesthésie pendant vingt ou trente minutes.

TABLEAU V

	Consommation de *chloroforme*		*d'éther*	
	Narcose simple	Narcose après scopomorphine	Narcose simple	Narcose après scopomorphine
	cc	cc	cc	cc
Grognard	6	3	31	18
Ecureuil	6	2	15	16
Ranavalo	5	2.5	21	26
Nero	4	7.5	36	12
Fox	3.5	2	14	11
Fénec	2	2	14	9
Diane	5	2.5	—	—
Hugo	4.5	4	—	—
Mouton	3	1.25	—	—
Daphnis	—	—	75	19
Hamlet	—	—	36	32
Frisette	—	—	22	11

Cette différence peut être plus considérable au cours d'une opération chirurgicale, car l'on cherche alors à obtenir simplement l'anesthésie utile, non toujours l'anesthésie absolue avec résolution musculaire.

Mais il faut faire observer tout d'abord que, chez l'homme comme chez l'animal, les chiffres comparatifs relevés n'ont qu'une valeur très relative, même si l'on emploie des appareils qui mesurent le liquide consommé et qui, pour l'inhalation, utilisent le masque à adhérence. Car pour ce qui est de l'éther on du chloroforme, on ne calcule que la quantité qui traverse les voies respiratoires, non celle qui est réellement absorbée ;

or, le type respiratoire du sujet joue un grand rôle dans l'importance de la masse inutilisée et chassée au dehors par exhalation. Le simple fait que le patient respire plus tranquillement peut diminuer cette masse exhalée et comptée à tort comme agissante. La scopomorphine peut donc, en permettant une meilleure utilisation de l'anesthésique, restreindre la consommation de celui-ci au cours d'une opération, sans diminuer la quantité réellement absorbée par le patient.

D'autre part, de quelle nature est l'action nocive de la masse inhalée? Si l'on omet le refroidissement qui, à effet anesthésique égal, devient corrélatif de la durée de l'action, on reconnaît que ces effets délétères résultent surtout de l'intensité des phénomèmes toxiques cellulaires. Or, ces phénomènes cellulaires, nous en connaissons en partie l'importance en ce qui concerne le chloroforme et l'éther, ceci grâce aux recherches histologiques et biochimiques, assez nombreuses, qui ont été entreprises à ce sujet. Nous sommes beaucoup moins instruits en ce qui regarde la morphine, et surtout la scopolamine. L'action stupéfiante de ces deux substances n'est pas, vraisemblablement, sans action nocive corrélative sur les tissus organiques, et particulièrement sur les parenchymes glandulaires. Cette action altérante ajoutée à celle de la dose, même réduite, de chloroforme ou d'éther que l'on fait inhaler, n'équivaut-elle pas à celle que produirait une quantité suffisante de l'un ou de l'autre des anesthésiques volatils, agissant à lui seul? Personne ne peut le dire; la seule chose que l'on sache, c'est qu'un malade d'Israël qui succomba quatre jours après avoir reçu 8 décimilligr. de scopolamine et 2 ctgr. de morphine, puis 25 gr. de chloroforme, présentait une dégénérescence graisseuse du foie, du rein et du myocarde, rappelant un empoisonnement par le phosphore. Orth, qui examina ces organes, attribua l'altération qu'ils offraient à l'action des narcotiques; et, comme le remarque Israël, une dose de 25 gr. de chloroforme est incapable, à elle seule, de provoquer des désordres d'une pareille importance. L'un de nos chiens, qui n'avait reçu que de la scopomorphine, mais à forte dose, a présenté des lésions semblables sans que, du reste, nous ayons pu reproduire, par la suite, des altérations identiques.

En résumé, avant de se féliciter de la diminution, sous l'influence de la scopomorphine, de la quantité de l'anesthésique volatil employé, il faudrait s'assurer si elle correspond bien à une diminution dans la masse des vapeurs absorbées. Il faudrait aussi savoir si l'action nocive ainsi évitée, n'est pas compensée par une action délétère au moins égale, et d'origine alcaloïdique.

Quant à la suppression de l'anxiété, elle est indubitable, et je ne songe point à en contester l'importance. Je suis convaincu dès longtemps, je l'ai déjà écrit [1], que la syncope primitive mortelle observée trop souvent avec le chloroforme, quand elle n'est pas préparée par une faiblesse organique du cœur, ou par sa débilitation toxique accidentelle, l'est par la dépression occasionnelle qu'impose à cet organe l'anxiété du sujet que l'on va endormir. Il serait impossible, sans cela, de comprendre pourquoi jamais l'on n'a vu l'aide chargé de la narcose tomber mort subitement en flairant (ce qu'il fait souvent et largement) soit le flacon de chloroforme, soit le masque dans lequel il vient de verser l'anesthésique, d'autant qu'étant debout, il est infiniment plus disposé à la syncope que son malade. Mais il y a un moyen fort simple d'éviter la syncope primitive : c'est d'employer l'éther, lequel, pour de bonnes raisons, n'a jamais provoqué d'accidents de ce genre.

On objecte encore chaque jour à l'emploi de l'éther, la fréquence des pneumonies post-opératoires que l'on observerait avec cet anesthésique. Qu'elles soient plus nombreuses avec l'éther qu'avec le chloroforme, la statistique sera toujours incapable de le prouver. Elle n'a jamais prouvé grand'chose en médecine, parce qu'on lui demande trop, oubliant que le fait même de travailler sur la matière vivante, et avec des méthodes où le facteur personnel joue son rôle, oblige à suivre fidèlement la règle fixée par mon éminent maître, M. le prof. Bouchard.

Mais si je refuse ma foi à la statistique, j'admets néanmoins la réalité de ce fait que l'éther prédispose à la pneumonie post-opératoire ; et je l'admets, non en face de l'affirmation générale, mais bien parce que l'expérimentation a permis de saisir le mécanisme de production de l'accident. En effet, et c'est le principe qu'il faut poser en première ligne, l'hypercrinie bronchique due à l'éther, si elle existe, est en tous cas extrêmement rare. Ce que l'on observe couramment, et ce que l'on décrit à tort sous ce nom, c'est l'inhalation de la salive sécrétée en excès, puis son battage et sa transformation en

[1] A. Mayor. Considérations sur l'anesthésie par l'éther et le chloroforme. *Presse médicale*, 1904, n° 90.

spume dans les voies respiratoires. Chez le lapin fixé sur le dos, et que l'on endort par l'éther, le tableau clinique de l'hypersécrétion bronchique se réalise fréquemment, et l'animal ne pouvant se débarrasser par la toux, on a l'occasion de vérifier anatomiquement l'état de l'arbre bronchique, rempli d'une écume semblable à celle que nous voyons expectorer par nos malades. Mais trachéotomise-t-on l'animal préalablement, et lui fait-on inhaler son anesthésique par la canule, la respiration reste absolument libre, comme les voies respiratoires absolument sèches, aussi longtemps que dure l'expérience, à moins, cela va sans dire, que celle-ci ne mette en œuvre des substances capables de provoquer l'œdème pulmonaire. Chez la femme que l'on anesthésie en position de Trendelenburg, et comme l'ont fait remarquer nombre de chirurgiens, la prétendue hypersécrétion bronchique manque aussi, la salive s'écoulant par le nez.

Ainsi que l'a démontré Hölscher[1], nous connaissons la cause réelle de l'étherpneumonie. C'est l'infection des voies respiratoires par la flore microbienne buccopharyngée entraînée par la salive, infection vis-à-vis de laquelle les précautions usitées depuis quelques années n'apportent qu'une sécurité bien relative. Or, l'histoire de la narcose combinée par la scopolamine-morphine, nous donne à ce sujet un renseignement intéressant. Grimm a fourni une statistique de 2850 cas opérés en narcose combinée, dans le service de Kümmel. L'anesthésie était complétee par le mélange d'éther et de chloroforme. Or, tandis qu'avant l'emploi de l'injection préalable, l'on enregistrait dans le service 25 pneumonies sur 1000 narcoses, des 2850 malades qui subirent l'anesthésie combinée, 6 ‰ seulement furent atteints de pneumonie. Dans les limites où l'on peut juger sur un nombre aussi restreint de cas, je pense que l'on doit attribuer ce fait à la suppression de la sécrétion salivaire par la scopolamine. Déjà en 1904, j'ai proposé, pour obtenir le même résultat, de faire précéder l'anesthésie par une injection de morphine-atropine. Ce n'était point une chose nouvelle; la tentative avait été faite dans un tout autre but, une dizaine d'années auparavant. Les chirurgiens y avaient renoncé, ayant parfois observé, comme plus tard avec la scopolamine cela va de soi, des accélérations cardiaques inquiétantes, accompagnées

[1] Hölscher. Experimentelle Untersuchungen über die Entzündung der Luftwege nach Aethernarcose. *Arch. f. klin. Chir.*, 1898.

de faiblesse extrême du pouls. Mais j'ajoutais que ces accidents étaient dus à ce que la formule qu'ils avaient utilisée (1 milligr. de sulf. d'atropine pour 1 ctgr. de chlorh. de morphine) contenait une proportion quatre ou cinq fois trop forte d'atropine. Les médecins, eux aussi, ont renoncé à cette formule. Pour le but que nous nous proposerions en matière de narcose par l'éther, 2 décimilligr. d'atropine joints à 5 à 7 milligr. de morphine suffiraient amplement. J'insiste sur cette question de dosage, d'autant que Stoltz, l'un des chirurgiens que la scopomorphine a déçus, propose l'anesthésie combinée préparée par cette même dose de morphine-atropine qui a déjà donné des déboires, en chirurgie aussi bien qu'en médecine.

Enfin, s'ils craignent l'emploi de tout alcaloïde avant l'anesthésie par l'éther, et ceci ne me paraîtrait nullement étonnant, les chirurgiens ne pourraient-ils adapter aux nécessités de la narcose l'emploi de la pompe à salive des dentistes, laquelle serait plus aisément installée encore dans une salle d'opération que dans un cabinet dentaire, et qui donnerait, me paraît-il, des résultats suffisants pour éviter l'engouement trachéo-bronchique. Il est certain que cela ne supprimerait pas toutes les pneumonies post-opératoires, puisque, sans parler des cas où l'on opère en salle non suffisamment surchauffée, une partie de ces pneumonies résulte d'un refroidissement qui accompagne l'emploi de toute substance atteignant les centres sensitifs, et que d'autres reconnaissent des causes très distinctes de l'emploi d'un anesthésique. Mais on ramènerait les étherpneumonies à n'être pas plus nombreuses que les pneumonies dues à toute narcose; et l'on enlèverait à ceux des partisans du chloroforme qui connaissent les démonstrations éclatantes de l'expérimentation, la seule objection qu'ils peuvent avoir encore à l'emploi de l'éther.

III. — Nous le voyons, l'expérience démontre que l'usage méthodique de la scopomorphine pour préparer une narcose par l'éther ou le chloroforme doit être rejeté. La scopolamine-morphine, par contre, employée seule, ne pourrait-elle être conseillée à titre d'exception, alors que le chloroforme et l'éther semblent tous deux inapplicables.

Quelles sont les circonstances d'ordre pathologique qui contre-indiquent l'usage de l'un comme de l'autre de nos anesthésiques volatils? Elles peuvent se ramener aux deux suivantes : faiblesse cardiaque de cause locale ou générale, affections chroniques ou aiguës des voies respiratoires.

Dans le premier cas, il ne me paraît nullement avantageux de provoquer une large vasodilatation et de créer une tachycardie ou d'accentuer celle qui pouvait exister déjà. Je rappelle que si, chez nos chiens dont le cœur était sain, la tachycardie due à la scopolamine ne s'est jamais accompagnée d'arythmie, il n'en a pas été de même chez l'homme. Je l'ai déjà dit, à diverses reprises (Blos, Marmetschke, Schmitz, etc.), l'on a noté l'arythmie sans qu'il ait été reconnu, avant la narcose, que le cœur fût atteint. C'est en somme que, fatiguant l'organe, la tachycardie due à l'alcaloïde a rendu manifeste une faiblesse du cœur restée latente jusqu'ici. Qu'eût-ce été si cette faiblesse se fût déjà manifestée au point de faire redouter l'emploi de l'éther?

Dans le deuxième cas, c'est-à-dire vis-à-vis d'une affection des voies respiratoires, nous ne devons pas oublier combien, chez l'homme, il est fréquent de voir le mélange de scopolamine et de morphine, si correctement qu'il soit administré, ne pas produire une narcose suffisante, ou laisser prédominer, ce qui, dans l'espèce, serait la pire des choses, l'action respiratoire de la morphine sur celle de la scopolamine. Le mieux me paraît donc être d'adopter ici la méthode d'anesthésie combinée, mais en remplaçant la scopolamine par l'atropine à la dose de 3 décimilligr. associés à 5 ou 7 milligr. de chlor. de morphine. En effet, non seulement l'atropine nous est mieux connue, au point de vue chimique comme au point de vue de son action pharmacodynamique, mais encore, de la comparaison entre les résultats des expériences de Boytcheff avec ceux des expériences de Roch[1], je crois pouvoir affirmer qu'à dose égale, l'atropine excite plus nettement le centre respiratoire et domine mieux, par conséquent, que la scopolamine, l'action de la morphine. Le fait, si l'on se reporte à l'observation clinique, doit être encore plus net pour l'homme. Chez lui, d'après les chirurgiens qui ont employé la méthode de Schneiderlin, la respiration est rarement accélérée, et parfois même elle est ralentie. Dans certains cas, Périer a vu le Cheyne-Stokes s'établir lorsque le chloroforme joignait son action à celle de la morphine. Il semblerait que, tandis que la proportion de $^1/_{15}$ chez le chien suffit à produire l'accélération scopolaminique, cette proportion doit être relevée pour l'homme.

[1] M. Roch. De l'emploi de l'atropine dans l'intoxication aiguë par la morphine et par l'opium. *Rev. méd. de la Suisse rom.*, 1907, p. 240.

Jalaguier, ainsi que Marmetschke, qui notent l'accélération, utilisent des solutions à $^1/_{10}$ et $^1/_8$.

L'atropine supprime, pour le moins aussi bien que la scopolamine, la sécrétion salivaire qui est, en cas d'affections broncho-pulmonaires, l'un des dangers principaux de l'emploi de l'éther. Il est vrai que l'atropine additionnée à la morphine n'arrive point, comme la scopolamine, à donner un mélange stupéfiant. Mais combien souvent, je le répète, n'a-t-on pas dû, après l'emploi de la méthode de Schneiderlin, compléter la narcose par l'inhalation de vapeurs d'éther ou de chloroforme? Dès lors, mieux vaut prévoir l'incident et, dans les circonstances que nous avons en vue, recourir de propos délibéré à la narcose combinée, en utilisant l'éther dont on aura corrigé par avance, au moyen de l'atropine, les deux inconvénients majeurs : l'action paralysante du centre respiratoire commune à tous les anesthésiques volatils, et l'action excitante de la sécrétion salivaire, qui lui est plus particulière.

Genève. — Société générale d'imprimerie, Pélisserie, 18.

www.ingramcontent.com/pod-product-compliance
Lightning Source LLC
LaVergne TN
LVHW050506160826
845677LV00003B/981

* 9 7 8 2 3 2 9 6 3 5 0 7 1 *